CONTRIBUTION

AU

TRAITEMENT DES PLAIES

DE

L'ARTÈRE AXILLAIRE

PAR

Eugène FRESCHARD,

Docteur en médecine de la Faculté de Paris.

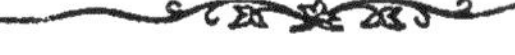

PARIS

A. PARENT, IMPRIMEUR DE LA FACULTÉ DE MÉDECINE

31, RUE MONSIEUR-LE-PRINCE, 31

1876

CONTRIBUTION

AU

TRAITEMENT DES PLAIES

DE

L'ARTÈRE AXILLAIRE

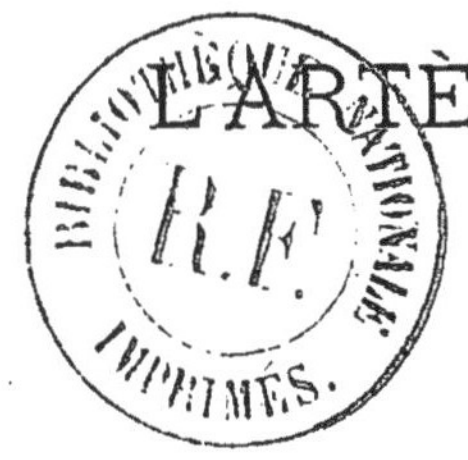

PAR

Eugène **FRESCHARD**,

Docteur en médecine de la Faculté de Paris.

PARIS

A. PARENT, IMPRIMEUR DE LA FACULTÉ DE MÉDECINE

31, RUE MONSIEUR-LE-PRINCE, 31

—

1876

CONTRIBUTION

AU

TRAITEMENT DES PLAIES

DE L'ARTÈRE AXILLAIRE

OBSERVATIONS

Obs. I. — (*Gazette des Hôpitaux*, page 53, 22 nov. 1870. Anévrysme traumatique de l'artère axillaire.)

Le nommé A. J., Espagnol, bijoutier, est frappé, au milieu de la nuit, le 22 novembre 1864, d'un coup de couteau à la partie antérieure de l'épaule droite. La plaie est de 3 centimètres. En recevant le coup, A. eut une syncope, et à son réveil, il était baigné dans une mare de sang, et presque épuisé ; on essaya d'arrêter l'hémorrhagie, mais le sang continua à couler en petite quantité pendant deux ou trois jours, et le dix-huitième jour, la plaie était cicatrisée. Pendant tout ce temps, la malade éprouvait des douleurs dans le bras, des élancements, de l'engourdissement, des fourmillements. Quelque temps après il reprend ses occupations. Le 8 février 1865, il s'est aperçu de la présence d'une tumeur sous l'aisselle, qui, de la grosseur d'une noix, n'a pas tardé, dans l'espace de deux ou trois jours, à prendre des dimensions colossales.

La douleur avévrysmale cause de violentes douleurs. Le 1er juillet, on lia la sous-clavière en dehors des scalènes. On constate après l'opération la disparition du pouls. Le volume de la tumeur diminue, mais lentement.

Le 20 août, la tumeur est encore assez volumineuse, mais elle n'est sensible qu'à une forte pression et le malade peut se servir de son bras.

Il rentre à l'hôpital, au mois de novembre de la même année, pour une fièvre intermittente ; la tumeur a entièrement disparu.

OBS. II. — (Société de Chirurgie, *Gazette des Hôpitaux*, 1870, n° 15, novembre, page 526.)

Coup de couteau dans la région axillaire gauche.

Le nommé L., manœuvre, reçut dans la soirée du 7 janvier 1869, à St-André-des-Eaux (Loire-Inférieure), plusieurs blessures à la suite desquelles il perdit connaissance. A l'arrivée du médecin, il était encore dans une demi-ivresse et ne se rendait pas compte de ce qui s'était passé. Il avait perdu beaucoup de sang ; il portait à la partie postérieure du bras gauche, à la région deltoïdienne, une plaie oblique de 4 centimètres de long ; cette plaie profonde était béante, mais ne donnait plus de sang. Le bras était rapproché du tronc. Lorsque le médecin, pour se rendre compte de l'état de la blessure, releva le bras en le mettant à angle droit avec l'axe du corps, le sang sortit à flots. L'hémorrhagie s'arrêta par le retour du membre à sa position primitive, ce qui fait supposer que le bras était levé au moment où le coup a été porté. La région sous-claviculaire présentait une tuméfaction considérable ; le muscle grand pectoral était soulevé de façon à former une véritable tumeur allant du mamelon à la clavicule et ayant par comparaison avec le côté opposé une épaisseur approximative de 5 à 6 centimètres. Il n'existait aucune ecchymose à la peau qui était fort étendue ; la tumeur présentait des battements. Le pouls radial était nul. — Compresses d'eau froide, bandage compressif.

(Il y avait en même temps une plaie de l'œil droit qui entraîna la perte de la vision et plus tard une ophthalmie sympathique. Nous n'y insistons pas.) Trois semaines après l'accident, le gonflement circulaire avait diminué de moitié. Il y avait en même temps paralysie complète du mouvement et de la sensibilité du côté droit. Moins de trois mois après l'accident, le malade entre à l'hôpital de Nantes pour son ophthalmie sympathique et on découvre secondairement l'affection de l'aisselle. — *Etat actuel.* Le thrill a son maximum d'intensité au milieu de la paroi antérieure de l'aisselle ; on le sent très-fort jusque sous la clavicule. On ne trouve ni tumeur, ni induration, les tissus sont souples comme de l'autre côté. A l'auscultation, souffle continu, saccadé, très-fort et très-caractéristique, à maximum au niveau du milieu de la partie antérieure de l'aisselle ; on le sent au cou ainsi que sur le trajet de la veine sous-clavière et jusqu'au milieu du sternum.

Le pouls veineux est très-appréciable dans la veine jugulaire externe gauche. Au bras, absence absolue de pulsations artérielles sur l'humérale, on sent cependant des battements extrêmement faibles sur la radiale. Tout le membre paraît légèrement œdematié ; il est dans une complète inertie. Il n'y a pas d'autre trace de mouvement qu'un commencement de flexion dans le pouce, inconscient, lorsque le malade a l'intention de remuer son bras. La sensibilité cutanée qui avait été anéantie complètement, se retrouve au bras, à la face palmaire, au bord externe de l'avant-bras, et au niveau du pouce. Pas de traces de sensibilité à la région dorsale et au bord cubital de l'avant-bras. Engourdissement, et fourmillements dans tout le membre. Le malade se plaint de sentir le sang monter le long du cou et jusque dans le cerveau. Température dans la main malade 36°,5 ; du côté sain, 33°.

Dans les aisselles, la température est sensiblement la même. Le dos de la main et de l'avant-bras malade présente des poils longs et nombreux. Ils sont rares et courts du côté opposé.

Le 15 juin, application de l'électricité à courants intermittents. Dès la sixième séance, les mouvements du bras, de l'avant-bras sur le bras, la flexion du pouce et de l'index deviennent très-appréciables.

Retour complet de la sensibilité cutanée le 1er juillet. A cette même époque, tous les muscles se contractent, excepté les extenseurs. Sous l'influence de la volonté, tous les muscles fléchisseurs obéissent, quoique faiblement L'opposition du pouce et de l'index ne peut encore avoir lieu.

Désespéré de voir que son ophthalmie sympathique ne s'améliorait pas, le malade quitte brusquement l'hôpital.

OBS. III. — Communication de M. Terrier. *Bulletin de la Société de chirurgie*, année 1875, page 709.

Plaie par arme à feu intéressant l'artère axillaire, le plexus brachial et probablement la veine axillaire gauche. Anévrysme diffus de l'artère axillaire. Ligature de la sous-clavière. Amputation consécutive du bras. Guérison.

M. D.., 24 ans, voulut se tirer un coup de révolver dans la région cardiaque ; l'arme dévia, et le projectile, perforant la paroi antérieure de l'aisselle gauche, vint se loger en arrière, près du bord externe de l'omoplate. Au moment de l'accident, le bras gauche fut violemment étendu, une hémorrhagie abondante se déclara, elle fut arrêtée par la compression de la plaie.

Le Dr Schweich, appelé auprès du blessé, constata une pâleur excessive et un état syncopal ; du sang rutilant sortait en bavant par la plaie, le pouls radial était nul, les mouvements et la sensibilité du bras complètement abolis. La balle, logée dans la peau de la paroi postérieure de l'aisselle, fut extraite facilement, le blessé fut couché et pansé à l'alcool. Le lendemain (14 février 1874), les choses n'avaient pas beaucoup changé, toutefois il y avait de l'œdème, et les pulsations de la radiale reparaissaient très-faiblement. Des souffrances très-violentes dans tout le bras blessé, une fièvre intense avaient empêché le sommeil. Je vis le blessé le 15 et le trouvai pâle et très-anxieux. La main et le bras gauchessont considérablement tuméfiés, la sensibilité est presque totalement abolie, sauf sur le trajet du nerf brachial cutané interne et des nerfs perforants intercostaux ; les douleurs sont très-vives, s'irradient dans tout le membre, elles arrachent des cris au malade. Les mouvements sont nuls. La plaie d'entrée du projectile est obturée par des caillots noirs ; en arrière, l'incsion nécessitée pour extraire la balle commence à suppurer. L'artère radiale gauche présente de très-faibles battements ; à droite, les pulsations sont plus fortes, on en compte 120 par minute. La région pectorale et la partie antérieuré de l'aisselle sont soulevées par un épanchement profond, mais on n'y perçoit ni battements, ni souffle.

On fut d'accord pour diagnostiquer une plaie de l'axillaire et des nerfs du plexus brachial. Comme l'hémorrhagie était complètement arrêtée, que le blessé avait une fièvre très-intense, qu'enfin on pouvait attendre sans grands inconvénients, on se décida pour l'expectation. Compression, immobilité, potions opiacées et au chloral.

Le 18, jour où je revis le blessé, la paralysie de la sensibilité et du mouvement persistait ; les douleurs étaient un peu calmées, mais la partie antérieure de l'aisselle offrait une tuméfaction plus accusée, enfin on y constatait de l'expansion et un souffle intermittent : il y avait donc un anévrysme diffus de l'artère axillaire.

Le blessé fut transporté chez ses parents le 20 février, et le 22 je le vis avec M. le professeur Le Fort. L'état général et l'état local restaient les mêmes, les signes de l'anévrysme étaient évidents ; le malade, très-affaissé, souffrait toujours beaucoup et avait une fièvre intense.

Après diverses considérations on se décida pour la ligature de la sous-clavière en dehors des scalènes ; mais, tenant compte de l'état général d'affaissement du malade, de l'état local très-satisfaisant et ne faisant craindre ni hémorrhagie, au moins immédiate, ni inflammation, ni gangrène ; enfin, espérant, sans y trop compter, un arrêt dans le développement de l'anévrysme, on tint le malade en observation, prêt à agir au moindre danger.

Les derniers jours de février ne furent marqués par rien de bien intéressant à noter. Les douleurs sont toujours vives, il y a de la fièvre, des douleurs articulaires (M. D... avait eu un rhumastisme articulaire en 1871). Toutefois le blessé mange un peu mieux; son moral est meilleur, il ne se doute pas de la gravité de son état. Pendant la nuit du 1er mars, M. D... perçoit dans toute son épaule une sensation de déchirure suivie d'engourdissement; le sac a poussé un diverticule sous le deltoïde, qui est soulevé par un épanchement fluctuant; en même temps un cordon dur et douloureux est apparu à la face interne du bras, dans la gaîne des vaisseaux; il résulte aussi du sang qui a fusé de ce côté. Les battements sont profonds et difficiles à percevoir, le souffle toujours intense.

Le 3 mars, apparition d'une petite tumeur fluctuante, douloureuse. rouge, en avant du sac anévrysmal; cette tumeur n'offre ni battements, ni souffle. Je crus à un abcès, et une ponction exploratrice me permit d'en retirer 30 ou 40 grammes de sang offrant l'aspect de la gelée de groseille. La piqûre faite par l'aiguille nº 1 (Dieulafoy) se cicatrisa très-vite et sans accidents.

Jusque vers le 8 mars, état général et local stationnaire; le 9, les battements de l'anévrysme ont diminué, le souffle est bien moins intense, enfin la radiale ne bat plus. La poche anévrysmale tend à s'accroître du côté du creux de l'aisselle. L'état général est peu satisfaisant; faiblesse, fièvre, sueurs abondantes, douleurs vives, surtout la nuit. Le 12, la tuméfaction axillaire augmente brusquement, d'après le dire du malade.

Jusqu'au 26, l'état local et l'état général ont peu changé; toutefois on peut noter un accroissement marqué de la tumeur sanguine du côté du creux axillaire, qui offre des fissures cutanées donnant lieu à un écoulement séropurulent, et aussi du côté de l'épaule. Au niveau de l'épitrochlée, s'est développée depuis quelques jours une eschare résultant de la pression du bras sur les parties voisines.

Le 27, issue de sérosité colorée de sang noir par les fissures axillaires; le souffle et les battements diminuent et cessent même les 30 et 31 mars. Le malade qui souffrait beaucoup, prit 8 grammes de chlorul, ce qui détermina des phénomènes d'intoxication; somnolence, rêvasseries, vomissements et coliques.

Le 1er avril, la tumeur semble s'enflammer, les douleurs sont vives, le souffle et les battements sont revenus. Le lendemain, après une nouvelle consultation avec M. le professeur Le Fort, on ouvre largement la tumeur dans l'aisselle, croyant y trouver du pus; mais il ne s'écoule de l'incision que de la sérosité sanguinolente et des caillots noirs diffluents. La ligature de la sous-clavière est décidée pour le lendemain.

Le 3, hémorrhagie, vers une heure du matin, par l'ouverture faite la veille; une compression arrêta facilement le sang. A sept heures et demie, j'arrivai près du malade, qui paraît avoir perdu une certaine quantité de sang; la ligature fut résolue aussitôt. Cette opération fut pratiquée vers neuf heures avec l'aide du professeur Le Fort et du Dr Barret; le malade fut anesthésié.

Incision de la peau parallèlement à la clavicule, à la base du triangle sus-claviculaire, incision directe du peaucier et de l'éponévrose cervicale superficielle, sans rencontrer de vaisseaux; les tissus sous-jacents furent déchirés avec la sonde cannelée, ce qui donna du sang; on dut tordre une artériole.

Les nerfs du plexus brachial, mis à découvert à leur partie interne, formaient un faisceau induré, impossible à dévier en dehors. En dedans, le scalène antérieur et son tubercule furent facilement reconnus, et cependant on ne voyait ni ne sentait les battements artériels. Les nerfs repoussés en dehors, je pus voir quelques battements profonds, puis se présentèrent des lobules de graisse et un ganglion lymphatique qui furent excisés; enfin, je pus sentir et voir l'artère sous-clavière. Son isolement fut pénible en dehor vu l'induration des tissus aux environs des nerfs; un fil fut passé sous l'artère, et M. le professeur Le Fort serra la ligature, ce qui donna lieu à une vive douleur, la dénudation du vaisseau étant insuffisante.

La plaie, longue de 7 à 8 cent., avait près de 6 cent. de profondeur. L'opération avait duré un peu plus d'une demi-heure, la perte du sang avait été minime; toutefois le patient avait perdu une certaine quantité de sang par l'ouverture faite dans l'aisselle. La ligature serrée, le souffle et les battemente disparurent, et le bras prit une teinte violacée; il n'y eut pas de refroidissement sensible au toucher. Le soir, le malade est mieux, il a pu dormir et n'a eu que quelques nausées.

Le 4, nuit calme, sans souffrances, soif vive, pouls à 110. Le bras n'est pas refroidi; l'ouverture axillaire a laissé écouler une sérosité putride; on remet au lendemain l'évacuation du foyer sanguin.

Le 5, nuit calme, fièvre, pouls à 120. Ouverture de la collection sanguine depuis l'ouverture d'entrée de la balle jusqu'à l'incision faite dans le creux axillaire; cette ouverture a 9 à 10 cent. d'étendue; à l'aide des doigts on évacue les caillots remplissant l'aisselle et on voit alors que l'anévrysme diffus s'était développé dans trois directions : en dehors, sous le deltoïde, en dedans, sous le grand pectoral, et en arrière, entre le sous-scapulaire et le grand dentelé. Au milieu de cette poche, sont les nerfs axillaires. — Injections détersives et antiseptiques.

Les 6, 7 et 8, la plaie est toujours pansée à l'eau alcoolisée et n'offre rien à noter, elle prend bon aspect. Les injections détersives chassent des caillots putréfiés et des lambeaux celluleux, la fièvre tombe un peu. Apparition d'une plaque de grangrène à la partie interne du bras.

Le 9, le malade va mieux. Depuis la ligature, il expectore fréquemment du mucus venant des fosses nasales, ce qui provoque des efforts incessants. Lors du pansement de la plaie de la ligature, il suinte des parties profondes un peu de sang rutilant. Craignant une hémorrhagie, je place une rondelle d'amadou sur la solution de continuité et j'établis une légère compression. On continue les injections détersives dans l'aisselle.

Le 10 au matin, pas de sang par la plaie du cou. Injections. A 7 heures du soir, hémorrhagie instantanée, évaluée à un 1/2 litre de sang, par la plaie de la ligature. Quand j'arrive près du blessé, je le trouve exsangue, sans pouls et couvert d'une sueur froide. L'hémorrhagie est arrêtée. Pansement avec l'amadou, compression énergique, boissons glacées, champagne. Le 11, le pouls s'est relevé (130); l'hémorrhagie n'a pas reparu; on rétablit la compression et dans l'après-midi, on peut changer le malade. A 5 heures, nouvelle hémorrhagie, arrêtée aussitôt par la compression digitale faite sur le pansement compressif. La plaie de la ligature est nettoyée et je pratique un autre pansement avec des rondelles d'amadou imbibées de perchlorure de fer. Enfin, on établit une compression digitale incessante sur le pansement à l'amadou.

Le 12, pouls à 120, un peu de sommeil, faiblesse extrême. Rien n'a bougé du côté de la ligature, la compression est continuée, la plaie axillaire est bourrée de charpie imbibée d'alcool phéniqué. Le sphacèle du bras s'est étendu; l'escharre du coude a aussi augmenté; enfin des plaques gangréneuses se montrent au petit doigt et à la paume de la main.

Le 13, on cesse la compression sur le pansement de la plaie. Le 14, l'état général est très-mauvais, la respiration est anxieuse, douleurs vives dant tout le côté gauche du thorax. Les diverses plaques de gangrène n'augmentent pas; celle du coude pénètre jusqu'à l'épitrochlée.

Les 15, 16, 17, amélioration de l'état général, le malade s'alimente, les plaies suppurent. Le 17, à 3 heures et demie du soir, chute spontanée du fil à ligature.

Du 18 au 24, amélioration constante de l'état général. Les injections détersives font sortir des caillots stratifiés; la suppuration est louable; les eschares s'entourent d'un cercle inflammatoire d'élimination, sauf celle du coude. A la partie inférieure de la plaie du cou, on constate une dénudation de la clavicule dans une étendue d'un centimètre et demi, ce qui résulte très-probablement de la compression digitale exercée pendant deux ours. L'os dénudé est noir et entouré de bourgeons charnus fongueux.

Le 25, l'état général est très-amélioré; la plaie de la ligature est tuméfiée, douloureuse, ce qui tient à la rétention du pus dans les parties profondes. J'y place un petit bout de tube à drainage.

Du 26 jusqu'au 8 mai, l'amélioration continue, le malade se nourrit bien;

les plaies ont très-bon aspect et suppurent franchement. Une thrombose de la veine saphène interne gauche se développe (le malade a des veines variqueuses). Depuis quelques jours des douleurs névralgiques très-vives se font sentir dans tout le membre principalement sur le trajet du cubital; il est évident que la cicatrisation des parties tiraille les nerfs sectionnés.

A partir du 10 mai, le malade se lève, la plaie de la ligature serait guérie s'il n'y avait une portion d'os à éliminer. Les décollements du côté du bras, du thorax et de l'épaule sont tout à fait comblés. Les eschares du bras sont en voie d'élimination. Ajoutons que le membre thoracique gauche, absolument inerte et insensible, notablement œdématié, gêne beaucoup le malade par son poids considérable.

Le 24 mai, l'élimination de l'eschare du coude a ouvert l'articulation du coude, d'où l'apparition de phénomènes généraux fébriles. Il est curieux de noter que les phénomènes locaux sont absolument nuls, ce qui tient très-probablement à l'état d'anesthésie du membre.

Les accidents généraux s'accentuant, le 27, après une consultation avec le professeur Lefort, on décide l'amputation de ce membre inutile, dont le malade désire vivement être débarrassé.

L'amputation fut faite le 29, au 1/3 inférieur du bras, suivant le procédé de Teale, en utilisant autant que possible la peau restée saine, par conséquent en taillant un grand lambeau externe. J'employai la bande d'Esmarch et le blessé ne perdit qu'une cuillerée à bouche de sang.

L'artère humérale fut liée, plus de trente ligatures furent faites sur les petites artérioles musculaires et intermusculaires, toutes très-dilatées, ce qui s'explique par le développement considérable de la circulation collatérale.

Dans la journée, je fus obligé de faire trois nouvelles ligatures et de toucher les lambeaux avec une solution de perchlorure étendue d'eau, pour arrêter tout à fait l'écoulement sanguin. — Pansement simple à l'alcool.

Les suites de cette opération furent des plus simples, et le 4 juin, le malade put se lever. Le 10, chute du fil à ligature de l'artère humérale.

Le 11 juin, l'os sectionné commence à bourgeonner, sauf en un point, qui paraît nécrosé, probablement sous l'influence du perchlorure de fer.

Le 20 juin on constate une tuméfaction notable du moignon et de l'humérus, il y a évidemment de l'ostéomyélite, qui donne lieu à quelques douleurs.

Le 25, tout le moignon est recouvert de bourgeons charnus, sauf en un petit point correspondant à la partie nécrosée de l'os. La partie dénudée du bras, qui a servi à former le petit lambeau interne et postérieur, est couverte de greffes épidermiques qui prennent toutes très-facilement. Il reste toujours un trajet fistuleux dans l'aisselle. Une sonde y pénètre jusqu'à 6 centimètres environ.

Un mois après, 27 juillet, apparition d'un petit abcès au niveau de l'orifice d'entrée de la balle. Cet abcès est ouvert, et le liquide des injections aites dans la fistule axillaire reflue jusqu'à l'ouverture nouvellement faite La cicatrisation du bras est très-avancée.

10 août. L'esquille de l'humérus est tombée depuis deux jours, et la cicatrice de l'amputation est complète. La fistule axillaire et son diverticule persistent.

Le 17. M. D... part pour la campagne en pleine voie de guérison.

Ce n'est que vers la fin de l'année que la fistule axillaire s'est tout à fait cicatrisée, et, sauf quelques vives douleurs dans son bras, M. D... jouissait alors d'une excellente santé. Aujourd'hui, le moignon est sensible dans toute son étendue; mais les muscles, et même ceux de l'épaule, sont atrophiés.

Obs. IV. — Plaie de l'aisselle droite par instrument piquant et tranchant. Hémorrhagies consécutives répétées. Ligature de l'artère sous-clavière en dehors des scalènes. Guérison. (*Bulletin de la Société de chirurgie*, 1876. Séance du 2 février. Communication de M. Panas.)

Le 20 juillet 1875, dans la matinée, Morlon (Jean), âgé de 33 ans, travaillait sur un balcon, lorsque, par un faux mouvement, il glissa de son échafaudage, tomba debout sur les pieds. Le poids du corps faisant fléchir les jambes, la chute eût été complète, si le sujet n'avait été arrêté par une petite barrière de séparation, haute d'à peu près 1^m,50, qui, grâce à un léger mouvement d'abduction du bras, se trouva placée entre celui-ci et le tronc.

Cette séparation était formée par des barres de fer, terminées à leur extrémité supérieure en manière de lances à la fois pointues et tranchantes.

L'une de ces piques, pénétrant dans le creux axillaire, empêcha le sujet de tomber complètement et détermina une plaie profonde, longue de 6 centimétres, partant du bord inférieur du grand pectoral, pour finir au milieu du creux de l'aisselle, en suivant à peu près exactement la direction du paquet vasculo-nerveux.

Une hémorrhagie considérable se produit immédiatement. Le malade très-pâle, très-affaibli par la quantité de sang qu'il vient de perdre et souffrant beaucoup, tant au niveau de la plaie que dans toute l'étendue du membre supérieur, est transporté sur-le-champ à l'hôpital. Il arrive au moment de la visite et l'on peut alors constater, en même temps que la plaie, un refroidissement notable du bras, qui est légèrement bleuâtre. Le pouls est extrêmement faible; c'est à peine si on peut le percevoir. Le malade éprouve des fourmillements dans la main et dans les doigts.

Sans chercher à se rendre compte de l'état et de la profondeur de la plaie, évitant surtout de la fouiller minutieusement, dans la crainte de provoquer une hémorrhagie plus abondante encore, on fait un léger pansement simple, par-dessus lequel un tampon d'amadou est appliqué et maintenu en place par un spica de l'épaule.

Peu à peu, les troubles de la circulation de retour ont disparu, le membre a perdu sa coloration bleue; mais le pouls est resté toujours très-faible. Les fourmillements, les douleurs et l'impuissance motrice ont continué en se localisant aux trois premiers doigts et à la partie externe de l'annulaire.

Cinq jours après l'accident, le 30 juillet, le malade, dont le premier pansement n'a pas été touché, éprouve tout à coup une douleur violente dans a plaie et dans le bras; puis le sang se met à couler avec abondance. L'interne de garde, immédiatement appelé, se rend maître de l'hémorrhagie sans difficulté et refait le même pansement.

Le 4 août, dans l'après-midi, sous l'influence d'une secousse de toux, une nouvelle hémorrhagie survient et n'est arrêtée que par la compression de la sous-clavière sur la première côte.

A partir de ce moment, on a dû renouveler tous les jours le pansement, car il s'est développé un petit phlegmon dans le tissu cellulaire de l'aisselle, et les lèvres de la plaie fournissent un peu de pus.

Dans la nuit du 5 au 6 août, vers 11 heures, une nouvelle hémorrhagie survient, encore plus abondante que les autres. Pour l'arrêter, il faut encore recourir à la compression temporaire de la sous-clavière, et réappliquer sur la plaie une pyramide d'amadou avec un spica compressif.

Le lendemain, 6 août, il n'y a pas eu de pansement.

Le 7 août, à 2 heures de l'après-midi, une hémorrhagie, encore plus abondante, a nécessité l'application des mêmes moyens. Enfin le 8 août, à 9 heures du matin, pendant la visite, une cinquième hémorrhagie se produit sans cause occasionnelle. On l'arrête, et M. Panas procède immédiatement à la ligature de la sous-clavière en dehors des scalènes.

L'incision de la peau mesure 8 centimètres ; elle est pratiquée à deux travers de doigt environ au-dessus de la clavicule. Elle est courbe, à concavité regardant en haut et en dedans. Son extrémité externe est plus élevée, luséloign ée de la clavicule que l'interne; celle-ci, qui est inférieure, vient aboutir au delà du chef externe du sterno-mastoïdien sectionné. La veine jugulaire externe est coupée en travers ; son bout supérieur est tordu plusieurs fois sur lui-même; le bout inférieur s'aplatit, s'efface et on ne s'en occupe plus. L'opérateur va alors à la recherche du vaisseau qu'il doit lier, en manœuvrant exclusivement dans la moitié externe de son incision, dont l'autre partie n'est utile que pour donner du jeu et de l'ouverture à la première. Grâce à cette précaution, et malgré la profondeur à laquelle il faut aller le chercher, le vaisseau est mis à nu avec une rapidité considérable, sans que l'on ait même aperçu la veine sous-clavière, si grosse et gênant dans les autres procédés, et sans avoir lié le moindre petit vaisseau. La ligature est alors appliquée. L'extrémité interne de la plaie seulement est fermée par deux points de suture métallique. Une mèche est introduite dans la partie de la plaie laissée ouverte. Aucun autre vaisseau n'a été lié pas la moindre petite branche artérielle n'a été ouverte. La quantité de sang perdue est insignifiante. Une seconde mèche est placée dans la plaie de l'aisselle, et le reste du pansement se compose de gâteaux de charpie, imprégnés d'acide phénique et d'alcool, maintenus par un spica de l'épaule.

Peu après l'opération, le bras s'est notablement refroidi, et des douleurs très-violentes se sont manifestées, accompagnées de fourmillements très-désagréables.

Les jours suivants, le premier pansement a été renouvelé avec soin.

Sous l'influence de la ligature, non-seulement les hémorrhagies n'ont plus reparu, mais (chose très-intéressante) l'état phlegmoneux de l'aisselle a brusquement cessé ; ce qui est d'accord, d'ailleurs, avec les expériences que l'on a faites au sujet de l'influence de la ligature des artères principales des membres sur le phlegmon. La rougeur, l'empâtement du creux axillaire ont complètement disparu. Peu à peu le membre s'est réchauffé; la circulation se rétablissant, les fourmillements et les douleurs ont diminué. Et pourtant, malgré le retour de la circulation, il n'a plus été possible, depuis la ligature, d'apprécier les battements artériels sur le trajet de l'humérale, de la radiale et de la cubitale.

La sensibilité cutanée est restée intacte ; mais, soit que le médian ait été intéressé le jour de l'accident, soit que, dans l'opération, il ait été légèrement comprimé, il y a eu, pendant quelque temps, de l'affaiblissement dans les mouvements des trois premiers doigts.

Le 15 août, pendant le pansement, et sans qu'elle ait été sollicitée par le moindre tiraillement, la ligature est tombée.

14 septembre. Aucun accident n'est venu compromettre le succès de la ligature. La plaie de l'aisselle et celle de la ligature, après avoir suppuré légèrement pendant trois semaines, se sont cicatrisées. L'état général est excellent, le malade se lève et se promène depuis 20 jours. Il y a cependant encore un peu d'engourdissement et d'affaiblissement dans le bras; ce qui n'empêche pas le malade de le remuer et de l'élever à la hauteur de sa tête. La chaleur normale est revenue; car un thermomètre, successivement appliqué à gauche et à droite, indique de chaque côté 37 degrés. Malgré ce

retour de chaleur et le rétablissement de la circulation, on continue à ne pouvoir pas apprécier les battements artériels.

Le 15 septembre, le malade est envoyé au Collége de France, dans le laboratoire de physiologie expérimentale, où le Dr Franck, préparateur de M. Marey, veut bien avoir l'obligeance d'explorer, avec le sphygmographe à transmission, l'état de la circulation. L'instrument est successivement appliqué sur plusieurs points du trajet des vaisseaux du membre supérieur, notamment au poignet dans la tabatière anatomique, etc; mais, nulle part, l'appareil enregistreur ne donne, comme tracé, autre chose qu'une ligne droite, soulevée à intervalles égaux par des ondulations légères, en rapport avec les mouvements de la respiration. Nulle part, il n'y a trace de pulsation artérielle.

10 octobre. Le malade est revenu de Vincennes, où il a été en convalescence. Les fourmillements dans les doigts ont tout à fait disparu. La force revient graduellement dans les membres.

Depuis la dernière date, le sujet est parti pour la campagne, d'où il nous a fait savoir qu'il va de mieux en mieux. A son retour, 1er février 1876, nous cherchons de nouveau à nous rendre compte de l'état de la circulation, et nous trouvons que l'artère radiale fait toujours défaut; sauf une diminution de 2 centimètres dans la grosseur du bras, qui reste un peu plus maigre que l'autre, il n'y a plus la moindre gêne et tous les mouvements sont normaux.

La santé générale du malade est florissante.

La cicatrice cutanée, à l'endroit de la ligature, est souple et mobile, sauf à son centre où elle est légèrement ombiliquée, et adhère, comme par une bride sous-cutanée, aux parties profondes.

O_{BS}. V — (*Bulletin de la Société de chirurgie*, séance du 6 nov. 1875. Communication de M. Duplay, chirurgien des hôpitaux.)

Un homme avait reçu un coup de couteau dans l'aisselle, à travers la paroi antérieure de cette cavité. La blessure était très-petite. « Quand je vis le blessé, dit M. Duplay, quinze jours à trois semaines après l'accident, il n'y avait eu qu'un très-léger écoulement sanguin. Mais la région avait pris un volume énorme. Elle était le siége de battements et de douleurs atroces, qui ne laissaient pas le moindre repos au malade. Je conseillai la ligature de la sous-clavière. Bien que le vaisseau fût situé très-profondément, l'opération n'offrit pas de difficultés. Je ne pus sentir les pulsations de l'artère, mais je les vis parfaitement au fond de la plaie.

« Les suites de l'opération furent d'abord simples ; le gonflement diminua rapidement ; les douleurs cessèrent ainsi que les battements. Mais le cinquième jour, il survint une hémorrhagie, suivie de plusieurs autres, et le malade mourut. »

Obs. VI. — (*Bulletin de la Société de chirurgie*, séance du 8 mars 1876. Rapport de M. Duplay sur une observation de ligature de l'artère sousclavière, pratiquée par M. le Dr Clédoux de Navarreux.)

Un homme, âgé de 32 ans, reçoit un coup de corne dans l'aisselle gauche. Le sang est arrêté par un tamponnement. En peu de temps, une tumeur anévrysmale se développe, mais elle est prise pour un phlegmon et traitée par des sangsues et des cataplasmes. Quelques jours après, une hémorrhagie grave se fait par une piqûre de sangsue, non cicatrisée. C'est alors que M. Clédoux est mandé, et pratique la ligature de l'artère sousclavière en dehors des scalènes, dix jours après la blessure. L'opération est faite sans beaucoup de difficultés. Le sang s'arrête d'abord, puis une nouvelle petite hémorrhagie a lieu et est arrêtée par le tamponnement. Le fil tombe au douzième jour. Le sac anévrysmal, rempli de caillots, en est débarrassé en sept jours. La guérison est complète au trente-cinquième jour.

 Nous ne rapporterons pas ces observations en détail ; beaucoup d'entre elles, du reste, sont très-écourées dans le livre du chirurgien américain. Nous dirons seulement que l'artère axillaire, dans tous ces cas a été lésée par des balles frappant l'aisselle par sa paroi antérieure le plus souvent, et nous n'indiquerons que les points intéressants de chaque observation.

Observations empruntées au *Medical and surgical history of the war of the rebellion. Surgical volume.* Pages 537-547.
(Barnès-Surgeon general.)

Obs. VII.—Plaie de l'artère axillaire au niveau du grand pectoral. Sept jours après, anévrysme diffus dans l'aisselle. Ligature de la sous-clavière en dehors des scalènes le septième jour. Guérison avec atrophie des muscles de l'épaule et du bras, incapacité du travail manuel.

Obs. VIII. —Plaie de l'axillaire. Anévrysme diffus au dessous de la clavière le trentième jour. Hémorrhagies. Ligature de la scapulaire supérieure le cinquantième jour. Guérison.

Obs. IX. — Blessure de l'artère axillaire à un demi-pouce au-dessous de la clavicule. Hémorrhagies. Ligature de la sous-clavière le septième jour. Guérison. Paralysie du membre supérieur.

Obs. X. — Anévrysme traumatique de l'axillaire au-dessous de la clavicule. Ligature de la sous-clavière trois mois après. Guérison. La circulation dans le membre supérieur est très-faible; il est atrophié et incapable de rendre service au blessé.

Obs. XI. — Plaie de l'axillaire au-dessous de la clavicule. Hémorrhagies successives. Ligature de la sous-clavière le 12e jour, mort par épuisement.

Obs. XII. — Plaie de l'axillaire au niveau du bord externe du grand pectoral. Hémorrhagies. Ligature de la sous-clavière le ving-troisiéme jour L'hémorrhagie reparait trois fois; ligature d'une branche de l'aisselle à travers le grand pectoral, le vingt-quatrième jour. Trois heures après, mort par épuisement. A l'autopsie on constate qu'il y avait lésion de la veine axillaire et de la scapulaire supérieure.

Obs. XIII. — Plaie de l'artère axillaire. Hémorrhagie. Ligature de l'axillaire au-dessous de la clavicule le dix-septième jour. Hémorrhagie. Ligature de la sous clavière le vingt-huitième jour. Nouvelle hémorrhagie par le bout inférieur. Mort par épuisement.

Obs. XIV. — Blessure de l'épaule et fracture comminutive de la tête de l'humérus, Phlegmon de la région. Suppuration abondante. Le vingtième jour hémorrhagie abondante dans la plaie. Ligature de la sous-clavière, L'hémorrhagie ne reparaît pas. Gangrène dans la plaie. Mort.

Obs. XV. — Plaie de l'axillaire au-dessous de la clavicule. Le sujet es hémophilique. Hémorrhagie. Ligature de la sous-clavière le dix-septième jour. Trois jours après, pendant que le blessé conversait, hémorrhagie subité et mortelle.

Obs. XVI. — Plaie de l'aisselle. Gangrène dans la plaie. Hémorrhagies secondaires. Ligature de la sous-clavière le vingt-huitième jour. Mort par pyémie.

Obs. XVII. — Plaie de l'aisselle. Hémorrhagie abondante dix-neuf jours après la blessure. Ligature de la sous-clavière le vingt-troisième jour. Le malade est très-faible. Mort par pyémie.

Obs. XVIII. — Plaie de l'aisselle. Hémorragie le dix-neuvième jour. Séance tenante on fait la ligature de la sous-clavière. L'hémorrhagie reparaît. Mort par épuisement.

Obs. XIX. — Plaie de l'aisselle. Hémorrhagie secondaire le vingt-unième jour. Ligature de l'axillaire sous la clavicule. Lorsque la ligature tombe,

une hémorrhagie a lieu, on l'arrête par la compression Elle reparaît.
Mort par épuisement.

Obs. XX. Plaie au-dessous de la clavicule. Hémorrhagies. Ligature de
l'axillaire au-dessous de la clavicule. Le blessé va bien, quatorze jours après
l'opération, quand les fils tombent, l'hémorrhagie reparaît. Compression.
Nouvelle hémorrhagie. Mort par épuisement.

Obs. XXI. Blessure de l'aisselle par une balle. Deux mois après les deux
orifices du trajet étaient cicatrisés. Six mois après, apparition d'une petite
tumeur fluctuante dans l'aisselle. Une ponction avec un trocart ne donne
qu'un peu de sang. Quelques jours après, hémorrhagie artérielle abondante.
Ligature de la sous-clavière. Mort par épuisement.

Obs. XXII. — Plaie de l'aisselle. Hémorrhagies secondaires, anévrysme
axillaire. Ligature de la sous-clavière un mois après. L'anévrysme diminue rapidement après l'opération. Trente-huit jours après la ligature une
petite tumeur reparaît; et neuf jours après une hémorrhagie abondante a
lieu. Mort par épuisement.

Obs. XXIII. — Plaie de l'aisselle. Formation rapide d'un anévrysme
diffus, vingt-cinq jours après la blessure. Ligature de la sous-clavière, le
trente-huitième jour. On se décide en plus à l'ouverture du sac pour éviter
au malade les douleurs intolérables dues à la compression du plexus ner-
veux. Hémorrhagie abondante pendant l'opération. Mort par épuisement.

Obs. XXIV. — Plaie de l'aisselle. Il y a une hémorrhagie primitive
très-abondante qui s'arrête d'elle-même. Formation d'un anévrysme diffus.
Absence du pouls. Douleurs violentes dans le membre supérieur. Absence
presque complète de sensibilité. Température normale. L'anévrysme augmenté de volume. Une petite hémorrhagie artérielle a lieu. Ligature de la
sous-clavière. L'hémorrhagie ne reparaît pas. Mais les douleurs sont toujours violentes. Apparition d'un érysipèle. Respiration difficile. Symptômes
d'un épanchement pleural. Mort. A l'autopsie on constate que l'artère et la
veine axillaire sont complètement divisées.

Obs. XXV. — Plaie de l'aisselle. Hémorrhagie primitive très-abondante.
Perte complète de la motilité et de la sensibilité dans le membre supérieur.
Absence du pouls. Dix-neuf jours après la blessure, apparition d'un anévrysme dans l'aisselle. En deux jours la tumeur fait des progrès énormes.
La sous-clavière est liée deux jours après. Cinq jours après la ligature, la
tumeur se rompt spontanément et suppure. Hémorrhagies successives par
le sac. A l'autopsie on constate que l'axillaire est complètement divisée.

Freschard.   2

Obs. XXVI. — Plaie de l'aisselle. Vingt-trois jours après anévrysme axillaire qui augmente rapidement de volume. Hémorrhagie abondante. Ligature de la sous-clavière. L'hémorrhagie ne reparaît pas ; le malade meurt par épuisement. A l'autopsie on constate qu'un nerf a été lié en même temps que l'artère

Obs. XXVII. — Plaie de l'axillaire dans son tiers inférieur. Ligature du bout inférienr. L'hémorrhagie reparaît. L'artère est liée de nouveau dans la plaie. Mort par épuisement.

Obs. XXVIII. — Plaie de l'aisselle. Hémorrhagie. Paralysie de la sensibilité et de la motilité. Débridement et ligature des deux bouts du vaisseau. Au bout de quarante-huit heures gangrène du membre et mort.
(Ligations of the axillary. Page 553 du même ouvrage.)

Obs. XXIX. — Une balle après avoir fracturé plusieurs côtes, pénètre dans l'aisselle et sort à la partie postérieure de l'épaule. Hémorrhagie primitive abondante. Les hémorrhagies se répètent. Epuisement extrême. Douze jours après la blessure, ligature de l'axillaire. Hémorrhagie pendant l'opération. Mort quelques minutés après.

Obs. XXX. — Plaie au niveau du petit pectoral. Le chirurgien ne trouvant pas le vaisseau qui donne le sang, lie l'axillaire au dessous de la clavicule. Hémorrhagies. Mort par épuisement.

Obs. XXXI. — Blessure de l'artère axillaire à son union avec l'humérale. Hémorrhagie primitive abondante. Infiltration sanguine énorme dans le bras et l'avant-bras. Épuisement extrême. Mort pendant la ligature de l'axillaire, 5 jours après la blessure.

Obs. XXXII. — Plaie de l'aisselle. Ligature de l'axillaire sous la clavicule. L'hémorrhagie reparaît par l'incision 5 jours après la ligature. Mort par épuisement.

Obs. XXXIII. — Plaie de l'aisselle. Compression. Hémorrhagie. Ligature de l'axillaire sous la clavicule. L'hémorrhagie s'arrête, et au mêm moment le cœur cesse de battre. A l'autopsie, on trouve l'axillaire largement ouverte au milieu de son trajet.

Obs. XXXIV. — Plaie de l'aisselle. Hémorrhagie. Débridement et ligature de l'axillaire. Quatre jours après, l'hémorrhagie reparaît, et le vaisseau est lié plus haut. Nouvelle hémorrhagie et nouvelle ligature. Epuisement extrême. Hémorrhagie. Mort.

Obs. XXXV. — Plaie de l'axillaire. Hémorrhagie abondante. Ligature du vaisseau sous la clavicule. L'hémorrhagie reparaît 20 jours après. Mort par épuisement.

OBS. XXXVI. — Plaie de l'axillaire. Compression 15 jours après la blessure, réapparition de l'hémorrhagie. Ligature de l'axillaire. Mort par épuisement.

OBS. XXXVII. — Plaie de l'axillaire. Hémorrhagie. Ligature des deux bouts du vaisseau lésé dans la plaie. La veine fut aussi trouvée lésée et liée. L'hémorrhagie ne reparut pas. Le blessé mourut 15 jours après l'opération *à l'autopsie, il n'y avait pas de signes évidents de phlébite ou de pyémie.*

OBS. XXXVIII. — Un anévrysme traumatique énorme de l'aisselle survient 15 jours après la blessure. Les tissus sont très-tendus. Il y avait eu des hémorrhagies antérieures abondantes. Ligature de l'axillaire, au dessous de la clavicule, 43 jours après la blessure. Hémorrhagie pendant l'opération arrêtée par la compression de la sous-clavière. En recherchant l'artère, l'opérateur ouvrit la veine et la mort survint dans l'espace de 7 à 10 minutes. A l'autopsie on trouva l'axillaire entièrement divisée, à 1 pouce au dessous du point de l'origine de l'humérale.

ETUDE DU TRAITEMENT DES PLAIES DE L'ARTERE AXILLAIRE.

La rareté des plaies de l'artère axillaire, la nécessité d'intervenir, pour ainsi dire toujours, d'une façon active, et souvent immédiate, les discussions récentes dont le traitement de cet accident a été l'objet à la Société de chirurgie, nous ont engagé à faire de l'étude de ce traitement le sujet de notre travail inaugural. Etant donnée une plaie de l'artère axillaire, quelle doit être la conduite du chirurgien ?

Nous allons d'abord chercher à établir, d'après l'étude des faits, qu'il y a avantage à intervenir dans tous les cas, pour ainsi dire, et que le plus tôt est le mieux.

En effet, les quelques cas consignés dans la science, comme ceux de Ravaton, de Sabatier, de Van Swieten, où l'hémorrhagie s'est arrêtée d'elle-même, ou sous l'influence de la compression, tout en méritant l'attention de l'observateur, sont trop rares eu égard au nombre des faits observés, pour servir d'exemples à suivre; de plus, deux des quatre cas de ce genre permettent d'élever des doutes sur la lésion de l'axillaire.

Mais en admettant que des signes de probabilité, comme la persistance du pouls radial, une hémorrhagie primitive abondante qui ne se reproduit pas, pussent faire supposer qu'il n'y a que lésion d'une collatérale, l'action serait souvent préférable à l'inaction.

La mort peut s'ensuivre comme dans le cas de blessure du tronc. Blasius, de Halle, lia l'axillaire sous la clavicule à un jeune homme de 22 ans qui avait reçu en duel un coup d'épée dans l'aisselle. De nombreuses hémorrhagies avaient eu lieu avant que Blasius eût été appelé. L'opéré mourut deux heures après la ligature du vaisseau. On constata, à l'autopsie, que l'artère et la veine axillaires étaient intactes (*Arch. gén. de Médecine*, t. II, série 4, page 140). Nous avons trouvé dans *Medical and surgical history of the war of the rebellion*, surgical volume, p. 556, deux cas de blessure des collatérales. Dans l'un, le blessé succomba à la gangrène, dans l'autre, à l'épuisement consécutif aux hémorrhagies.

Plus on étudie les faits, plus on est convaincu de l'avantage de l'intervention immédiate. En effet, au moment où le chirurgien arrive au secours du blessé, l'hémorrhagie primitive, très-abondante le plus souvent, a cessé; on espère, sans trop y compter, sur une hémostase définitive; on applique un bandage compressif, on recommande un repos absolu et une surveillance attentive. Mais bientôt, après une pause plus ou moins longue, sous l'influence d'un mouvement, d'une secousse de toux, du retour de l'énergie cardiaque, le caillot obturateur est emporté et l'hémorrhagie reparaît. A cette dernière en succède

une autre, puis une autre encore, ou bien il y a formation d'un
anévrysme faux diffus, grâce à l'abondance du tissu cellulaire
lâche de la région qui permet une infiltration rapide et énorme.

Or ces hémorrhagies successives affaiblissent le blessé, et parfois l'intervention, qu'elle qu'elle soit, est de nulle valeur, car
elle est trop tardive. La mort arrive par épuisement. C'est ce
que montrent les observations 26, 36, 21, où les blessés succombèrent sans qu'il y eût nouvelle hémorrhagie, les observations
29, 31, 33, où il y eut mort pendant l'opération.

Que si, au lieu de nouvelles hémorrhagies, il se forme un anévrysme diffus, l'expectation n'a encore servi qu'à enlever au
chirurgien, dans la plupart des cas, le mode de traitement qui
met le plus à l'abri du retour de l'hémorrhagie et compromet le
moins possible la circulation collatérale, nous voulons parler
de la ligature des deux bouts du vaisseau dans la plaie.

Enfin, dans le cas d'anévrysme diffus, il ne servira encore à
rien de temporiser. Car le plus souvent, l'épanchement, loin de
se circonscrire, augmente de volume, remplissant le creux de
l'aisselle, se créant des diverticules dans différentes directions,
changeant les rapports de la région indurant les tissus (observ.
3), exposés à s'enflammer, à s'ulcérer, à donner lieu à une hémorrhagie formidable. Tous ces délais, qui mettent déjà la vie
du malade en danger, compromettent encore le succès de la
ligature de sous-clavière en dehors des scalènes, le plus souvent
seule possible, quand l'épanchement sanguin est énorme. Car
avec le temps, la circulation collatérale a le temps de s'établir,
te lorsqu'on fera la ligature de la sous-clavière, on n'en aura
pas moins des hémorrhagies consécutives, comme dans les observations 21, 22 (*Ligations of the subclavian, Surgical history
of war of rebellion*, p. 537-547) d'anévrysmes traumatiques ;
ou bien, malgré la ligature, l'anévrysme suppurera, se rompra
(obs. 25 du même chapitre) ; ou bien l'épanchement grandissant amènera par voisinage, un épanchement pleurétique
mortel (obs. 24 idem).

Toutes ces causes concourront en outre à rendre la ligature de la sous-clavière plus périlleuse et plus laborieuse (obs. 3, exposeront à comprendre un organe étranger dans l'anse du fil (obs. 26, *Lig. of the subclavian*).

En résumé, en présence d'un blessé qui vient d'avoir une hémorrhagie abondante, par une plaie large, qui a un anévrysme diffus, intervention immédiate. Dans le cas d'hémorrhagie peu abondante, sans anévrysme diffus, avec une plaie étroite produite par un projectile à trajet indéterminé, nous dirons : expectation.

Cherchons maintenant quelle doit être, suivant les cas, la nature de l'intervention chirurgicale.

La compression, comme méthode thérapeutique, n'a pas été, ou presque pas, employée. Dans le cas où on n'interviendrait pas de suite, on appliquerait dans l'aisselle un coussin que l'on maintiendrait par un bandage de l'épaule fortement serré, et en rapprochant le coude du tronc ; si la plaie paraissait siéger au niveau de la région sous-claviculaire, on appliquerait une pelote surmontée de rondelles d'amadou, maintenue également par un bandage. Il faut rejeter l'emploi du perchlorure de fer comme donnant lieu à des mortifications ou à des poussées phlegmoneuses dans les tissus.

Le véritable traitement de l'hémorrhagie est la ligature. Elle a été faite dans la plaie, au-dessous de la clavicule et au-dessus de cet os.

Nous allons étudier comparativement les résultats fournis par ces différentes méthodes en nous basant sur les cas que nous avons pu réunir nous-même et sur ceux que M. le professeur Lefort a rassemblés à l'article *Vaisseaux axillaires, Dict. encyclop. des sciences médicales*, t. VII).

Ligature des deux bouts du vaisseau blessés dans la plaie. — La ligature ayant pour but de prévenir le retour de l'hémorrhagie, tout en permettant antant que possible le rétablissement de la circulation collatérale, la ligature des deux bouts réunit mieux que tout autre moyen les conditions du succès. Aussi

a-t-elle été depuis longtemps prônée à l'envi et érigée en principe par un grand nombre de chirurgiens français et étran-
gers, et dernièrement encore à la Société de chirurgie (1)
par MM. Tillaux, Desprès, Perrin. M. Perrin a résumé son
opinion dans les termes suivants : « Toutes les fois que cela est
possible, il faut, en principe, lier les deux bouts de l'artère,
même quand elle ne donne pas de sang ; si cela est impossible,
on fait comme on peut. »

En outre, il y a dans cette méthode des avantages spéciaux à
la région axillaire, la blessure des collatérales pouvant simuler
celle du tronc lui-même, comme nous l'avons vu plus haut.

Mais la ligature des deux bouts dans la plaie n'est pas toujours possible ou fait courir de grands dangers. En effet la plaie
faite aux téguments par l'agent vulnérant est plus ou moins
large : quand la lésion est produite par une arme à feu, souvent
le projectile a suivi un trajet plus ou moins oblique ; alors on
ne saura pas au juste quel est le point de l'artère qui est touché,
et le chirurgien sera exposé à faire des débridements étendus
pour trouver les deux bouts et à compromettre par la section
des collatérales le rétablissement de la circulation ; si au lieu
d'une hémorrhagie externe, il s'est produit un anévrysme diffus,
l'opération sera laborieuse, périlleuse, on courra le risque de
blesser les nerfs, la veine axillaire, d'où entrée de l'air et mort
subite, comme dans l'obs. 38. Les tissus sont plus ou moins
enflammés, indurés, les rapports anatomiques ont varié ; il s'est
formé des poches secondaires.

Du reste c'est le plus souvent par la paroi antérieure de l'aisselle que l'artère est lésée et le débridement aura pour consé-
quence la section des collatérales, d'où gangrène.

C'est malheureusement ce qui est arrivé dans presque tous les
cas où l'on a fait la ligature des deux bouts dans ces conditions.
D'après la statistique de M. Lefort (art. *Vaiss. axill.*, *Dict. encyclop.*, t. VII), sur 6 cas il y a eu 1 cas de mort, 3 cas d'am-

(1) Séances du 6 octobre 1875, du 2 février 1876.

- 26 -

putation par gangrène du membre, 1 cas où il y eut gangrène
de trois doigts. Dans un seul cas le blessé guérit, et encore n'y
eut-il pas de débridement. Dans les observ. 28, 37, un blessé
mourut de gangrène, l'autre de pyémie. S'il y a anévrysme
traumatique, Follin, d'accord avec Syme d'Edimbourg, qui fit
avec succès le traitement de deux anévrysmes traumatiques par
la méthode ancienne, après avoir enlevé dans l'un de ces deux
cas 7 livres de caillots (t. II, p. 447, *Anévrys. de l'axillaire*),
serait d'avis dans tous les cas où il y a menace d'inflammation
« du sac, dans tous les cas où l'on pourrait penser qu'après la
ligature de la sous-clavière, un sac volumineux aurait de la ten-
dance à suppurer, » pouvant donner lieu à une hémorrhagie
formidable, de mettre cette méthode en pratique.

M. Lefort est de cet avis, quand la tumeur s'enflamme et
qu'on peut l'atteindre par la paroi inférieude l'aisselle (*Dict.
encyclop. des Sciences médicales*, t. VII). Nous n'avons pas d'ob ·
servations à ajouter à celle de Syme. Nous pensons que cette
méthode hardie doit être réservée pour des anévrysmes où la
suppuration est certaine, inévitable, d'où rupture du sac et
hémorrhagies comme dans notre observ. 25 ; de plus la ligature
de la sous-clavière peut avoir pour effet de modifier l'état inflammatoire des parties, comme dans l'observation 4.

Il y a encore une autre contre-indication à la ligature des
deux bouts. Le blessé peut être tellement affaibli par l'hémorrhagie primitive ou la répétition des hémorrhagies que la moindre perte de sang suffirait pour entraîner la mort. Or les débridements étendus ne peuvent guère se faire sans qu'il s'écoule
une certaine quantité de sang. C'est ce qui détermina en partie
M. Panas à lier la sous-clavière (obs. 4), ou du moins devrait-
on faire une compression énergique de la sous-clavière pendant l'opération, et au besoin la mettre à nu pour la compri-
mer plus facilement, si la clavicule faisait saillie en haut, comme
le conseille M. le professeur Dolbeau (*Rupt. de l'axill., Dict.
encyclop.*, t. II).

Dans nos observations 29, 31, les blessés étaient tellement épuisés qu'ils succombèrent pendant l'opération qui consista dans la ligature de l'axillaire. Il y avait un anévrysme diffus dans ces deux cas.

M. Tillaux dans son *Traité d'anatomie topographique* (fascicule 2, *Art. axill.*), après avoir dit qu'une infiltration sanguine énorme de l'aisselle pourrait rendre à peu près impossible la ligature dans la plaie, ajoute : « On n'aura, selon moi, recours à la méthode d'Anel, que si la recherche des deux bouts est impraticable, ce qui, en définitive, est exceptionnel. »

Nous ne serons pas tout à fait de l'avis de M. Tillaux sur la rare nécessité de renoncer à la ligature des deux bouts ; car sur 38 cas que nous avons réunis il y eut 13 fois anévrysme faux diffus. D'après la statistique de M. Lefort, nous en trouvons 6 sur 23 cas · la proportion, sans être aussi forte, ne permet pas d'en faire une exception.

En résumé, lorsqu'il est nécessaire de faire de grands débridements, entamant surtout la paroi antérieure de l'aisselle, lorsque le malade est complétement épuisé par des hémorrhagies abondantes ou répétées, lorsqu'il y a un anévrysme diffus, étendu, au fond duquel il serait périlleux et dangereux d'aller chercher les deux bouts de l'artère, il faut renoncer à la ligature dans la plaie des deux bouts.

Ligature de la sous-clavière.

Examinons maintenant les résultats fournis par la ligature de la sous-clavière dans des circonstances analogues.

Sur 17 cas de ligature de la sous-clavière en dehors des scalènes, rassemblés par M. Lefort (1), (même article), il y eut 12 guérisons ; ce qui constitue un résultat favorable, surtout si on le compare à celui de la ligature des deux bouts. Et encore, les 4 cas de mort se décomposent ainsi : 1 cas par hémorrhagie, inconnue dans son point de départ ; 2 par hémorrhagies antérieures répétées ; une par complication de pourriture d'hôpital.

(1) *Dict. encycl. des sciences médicales*, t. VII, art. Vaisseaux axillaires.

Dans les deux cas compliqués d'anévrysme diffus, où on fit la ligature de la sous-clavière, il y eut mort par hémorrhagies consécutives. Dans un cas, Dupuytren avait embroché l'artère; d'où hémorrhagie au niveau de la ligature, et mort par épuisement.

Sur 10 cas de plaie simple de l'axillaire, traités par la ligature de la sous-clavière, que nous avons réunis, nous trouvons 2 cas de guérison, dont 1 avec impuissance complète du membre supérieur; 1 cas de mort par hémorrhagies antérieures à la ligature; 2 cas de mort par pyémie; 1 cas par gangrène de la plaie, et 4 cas par hémorrhagies consécutives.

Sur un total de 11 cas d'anévrysme diffus, traités également par la ligature de la sous-clavière, je trouve 4 guérisons, dont 2 avec atrophie et impuissance du membre ; 1 cas où il y eut gangrène et amputation du bras ; 3 cas de mort par hémorrhagies, dont 1 foudroyante pendant l'opération, par ouverture du sac; 1 cas par hémorrhagies antérieures à la ligature ; 1 cas par suppuration et ouverture du sac; 1 cas par complication d'érysipèle et d'épanchement thoracique.

Il faut mettre sans doute un certain nombre des cas où il y a eu mort par hémorrhagies secondaires, après la ligature de la sous-clavière pour plaies simples de l'axillaire, d'après notre statistique, sur le compte du mauvais état général des sujets. C'étaient des hommes plus ou moins fatigués, plus ou moins surmenés, et exposés aux funestes conséquences des agglomérations de blessés en temps de guerre. On peut s'expliquer par restriction, il nous semble, la différence entre les résultats de cette statistique et ceux que fournit celle de M. le professeur Le Fort. De plus, dans l'observation XV, le blessé était hémophylique. Dans les deux cas de plaie simple où il y eut guérison, la ligature fut faite le 7ᵉ et le 17ᵉ jour après l'accident. Dans les quatre cas de mort par hémorrhagies secondaires, l'artère fut liée le 17ᵉ, le 19ᵉ, le 23ᵉ et le 28ᵉ jour après la blessure.

M. Dolbeau (art. *Aisselle*, rupture de l'artère axillaire), parlant des anévrysmes diffus, produits pendant la réduction des luxations, dit : « Si l'anévrysme est reconnu dans les huit ou dix jours qui suivent la réduction de la luxation, il faut, sans attendre davantage, lier la sous-clavière en dehors des scalènes. Si, au contraire, on est consulté pour un anévrysme datant de vingt-cinq, trente, quarante jours, et dont le volume va en augmentant, il faut ouvrir largement le creux de l'aisselle et aller à la recherche des deux bouts du vaisseau lésé. Dans tous les cas, la ligature provisoire de la sous-clavière est indispensable. »

Or, on peut, jusqu'à un certain point, assimiler ces anévrysmes à ceux que produisent des causes agissant de dehors en dedans, et, si nous voulons appliquer cette règle aux anévrysmes diffus, traumatiques, nous nous retrouverons souvent en face des mêmes contre-indications : section des collatérales et gangrène possible, difficulté de l'opération et dangers.

De sorte que nous serions amenés à ne pas appliquer, aux anévrysmes traumatiques, la règle posée par M. le professeur Dolbeau (1), pour les anévrysmes résultant de rupture des vaisseaux axillaires. Nous dirons, en passant, que nous avons complètement laissé ce mode de lésion des vaisseaux axillaires, qui a été l'objet de la thèse d'agrégation de M. le professeur agrégé Marchand.

En résumé, nous ferons remarquer que la ligature de la sous-clavière, est souvent seule possible, et toujours préférable à la ligature de l'axillaire au-dessous de la clavicule, comme nous allons le voir plus loin.

(1) Dolbeau, art. Aisselle, *Dict. encycl. des sciences méd.* t. V.

Ligature de l'axillaire audessous de la clavicule.

Cette opération a été pratiquée pour plaies de l'axillaire, pour anévrysmes diffus ou circonscrits de cette artère. Sur tous les cas que nous avons réunis, il n'y eut pas une seule guérison.

Deux fois, il y eut mort pendant l'opération, une fois hémorrhagie par l'incision ; trois fois mort par hémorrhagies consécutives ; trois fois mort par hémorrhagies antérieures à la ligature ; une fois ouverture de la veine axillaire et mort subite. Dans les cas consignés par M. Le Fort à l'article (Vaiss. axill. dict. encyclp., tome 7.) Il y a eu le plus souvent mort par hémorrhagie ou gangrène. Cependant Catanoso guérit son malade, et encore y eut-il hémorrhagie au bout de dix-huit jours (*Annales de la chirurgie française et étrangère*, tome VII, page 20). Il y avait anévrysme diffus.

Chamberlaine, Paget, Keate, sauvèrent leurs malades ; mais dans ces cas l'anévrysme s'était circonscrit. Cette restriction faite, nous pensons qu'il sera toujours plus prudent, moins périlleux, de lier la sous-clavière en dehors des scalènes.

En effet, la veine axillaire, par sa situation au-devant de l'artère, son gonflement à chaque expiration, peut gêner l'opérateur, qui est exposé à la blesser, d'où, entrée de l'air et ses conséquences. De plus, s'il y a anévrysme diffus, la tumeur peut ne laisser entre elle et le bord inférieur de la clavicule un espace suffisant pour appliquer une ligature. Ou bien le chirurgien sera expoé à ouvrir la tumeur, d'où hémorrhagie souvent incoercible.

Complications des plaies de l'axillaire.

Il nous reste maintenant à étudier le traitement des complications des plaies de l'artère axillaire. En même temps que l'artère, l'agent vulnérant peut léser la veine axillaire, ou la veine et les nerfs tout à la fois.

Dans le cas où la veine serait touchée, la lésion peut se traduire par le gonflement, l'œdème du membre supérieur obs. 3) ou peut passer inaperçue dans les premiers moments.

Quoiqu'il en soit, on a conseillé, dans le cas où l'on reconnaîtra cette double lésion, de désarticuler aussitôt le membre supérieur, surtout quand il y a en même temps plaie des nerfs du plexus brachial, pour éviter au malade toutes les péripéties d'une gangrène inévitable.

En effet, dans le cas où il y avait réunion de toutes ces lésions il y eut gangrène. Cependant nous croyons qu'il y aurait avantage à attendre que la gangrène arrivât, et agir en suivant les indications, et pour plusieurs raisons.

En effet, on comprend à la rigueur qu'un épanchement énorme comprime la veine axillaire et détermine l'œdème du membre, produise des troubles de la sensibilité et du mouvement tout comme la section des nerfs ou de la veine; il peut y avoir, en outre, qu'une contusion du plexus brachial. Il peut se former encore, quelque temps après, un anévrysme artério-nerveux.

Dans le cas où on trouverait la veine lésée par l'agent vulnérant, il faudrait donc lier ses deux bouts. Pirogoff, qui a pratiqué souvent cette opération pendant la guerre de Crimée, raconte que tous ses malades sont morts de pyémie. Aussi conseille-t-il simplement d'appliquer une pince à mors plats sur les deux bouts du vaisseau.

Dans notre observation 37, le chirurgien trouva la veine blessée et la lia ; le malade mourut. L'autopsie ne fut pas affirmative.

Il faudra donc attendre, car la gangrène n'est pas toujours inévitable, comme le montre notre observation 2 ; et si elle survient, elle se limitera plus ou moins ; au lieu d'être privé complètement de son bras, le blessé conservera un moignon plus ou moins long et toujours très-utile.

Quant à la complication d'anévrysme artério-veineux, les quelques cas de ce genre, consignés dans la science, montrent qu'ils sont pour le malade une source de gêne et rien de plus.

Dans l'obs. 2, le malade se plaignait de sentir le sang lui monter le long du cou et jusque dans le cerveau,

La ligature de l'artère principale du membre entraîne souvent à sa suite une atrophie du membre plus ou moins pronon-
cée. (Obs, 4, 7, 10.) Il y aurait avantage, croyons-nous, dans ces
circonstances, ainsi que dans les cas où il resterait des troubles
du mouvement et de la sensibilité, à conseiller le massage et
l'emploi de l'électricité à courants constants ou interrompus

CONCLUSIONS.

1° En présence d'un blessé qui vient d'avoir une hémorrhagie abondante par lésion de l'artère axillaire, dans le cas d'anévrysme diffus de cette artère, il faut intervenir le plus tôt possible.

2° Il faut toujours faire la ligature des deux bouts du vaisseau dans la plaie, à moins que de larges débridements portant sur la paroi antérieure de l'aisselle ne soient nécessaires, à moins que le malade ne soit complètement épuisé.

3° Si les débridements devaient compromettre le rétablissement de la circulation collatérale, s'il y avait un anévrysme diffus sans complications, il faudrait faire la ligature de la sous-clavière en dehors des scalènes.

4° Dans le cas de lésion concomitante de la veine ou des nerfs, il faut s'opposer à l'hémorrhagie artérielle et à l'hémorrhagie veineuse, et faire de l'expectation, quant à la désarticulation du membre.

Paris, A. Parent, imprimeur de la Faculté de Médecine, rue M^r-le-Prince, 31.

www.ingramcontent.com/pod-product-compliance
Ingram Content Group UK Ltd.
Pitfield, Milton Keynes, MK11 3LW, UK
UKHW020126080726
13614UKWH00005B/2066